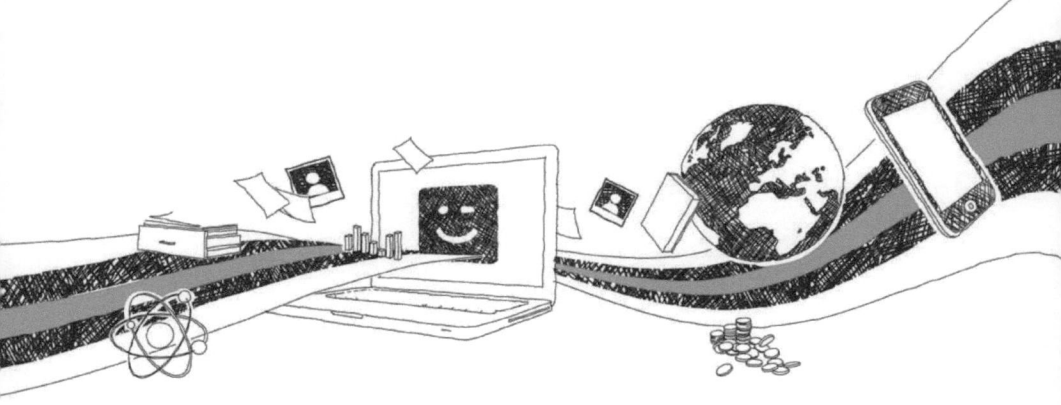
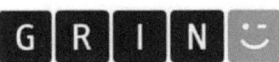

Günter Steffen

Gesundheitskonzept der Zukunft - Alternativ zur Bürger-versicherung bzw. Prämienmodell

GRIN Verlag

Bibliografische Information der Deutschen Nationalbibliothek:

Die Deutsche Bibliothek verzeichnet diese Publikation in der Deutschen National-
bibliografie; detaillierte bibliografische Daten sind im Internet über http://dnb.d-
nb.de/ abrufbar.

Dieses Werk sowie alle darin enthaltenen einzelnen Beiträge und Abbildungen
sind urheberrechtlich geschützt. Jede Verwertung, die nicht ausdrücklich vom
Urheberrechtsschutz zugelassen ist, bedarf der vorherigen Zustimmung des Verla-
ges. Das gilt insbesondere für Vervielfältigungen, Bearbeitungen, Übersetzungen,
Mikroverfilmungen, Auswertungen durch Datenbanken und für die Einspeicherung
und Verarbeitung in elektronische Systeme. Alle Rechte, auch die des auszugsweisen
Nachdrucks, der fotomechanischen Wiedergabe (einschließlich Mikrokopie) sowie
der Auswertung durch Datenbanken oder ähnliche Einrichtungen, vorbehalten.

Impressum:

Copyright © 2008 GRIN Verlag GmbH
Druck und Bindung: Books on Demand GmbH, Norderstedt Germany
ISBN: 978-3-640-38804-2

Dieses Buch bei GRIN:

http://www.grin.com/de/e-book/111542/gesundheitskonzept-der-zukunft-alternativ-
zur-buergerversicherung-bzw

GRIN - Your knowledge has value

Der GRIN Verlag publiziert seit 1998 wissenschaftliche Arbeiten von Studenten, Hochschullehrern und anderen Akademikern als eBook und gedrucktes Buch. Die Verlagswebsite www.grin.com ist die ideale Plattform zur Veröffentlichung von Hausarbeiten, Abschlussarbeiten, wissenschaftlichen Aufsätzen, Dissertationen und Fachbüchern.

Besuchen Sie uns im Internet:

http://www.grin.com/

http://www.facebook.com/grincom

http://www.twitter.com/grin_com

Das Gesundheitskonzept der Zukunft, alternativ zur Bürgerversicherung bzw. zum Prämienmodell

von

Günter Steffen, Lemwerder

Vorbemerkungen:

Die jahrzehntelangen politischen Kostendämpfungs- und Rationierungsmaßnahmen im Gesundheitswesen haben nichts daran ändern können, dass selbst die Finanzierbarkeit für ausreichende diagnostische und therapeutische Leistungen im Krankheitsfalle bei ständig steigenden Beitragssätzen nicht mehr aufrecht erhalten werden kann. Die stetig steigende Inanspruchnahme von medizinisch notwendigen Leistungen aufgrund des Fortschritts bei gleichzeitig steigender Lebenserwartung der Bevölkerung wird die bereits vorhandene Finanzierungskrise verschärfen.

Vom Beitragsaufkommen in der gesetzlichen Krankenversicherung im Jahre 2007 von ca. 152 Milliarden Euro verschlingen die über 200 Krankenkassen derzeitig rd. 10 Milliarden Euro jährlich allein für Marketingaktivitäten und nicht notwendige Werbungs-, Personal- u. Verwaltungskosten.

Im Vergleich: Die niedergelassenen Ärzte erhalten für die Patientenbehandlungen im Jahres-Budget rd. 22 Milliarden Euro. Da diese Summe längst nicht mehr ausreicht, ist der Patient der Leidtragende. Der Gesundheitsmarkt in Deutschland, zu Lasten der wirklich kranken Menschen, weitet sich immer mehr aus; die Krankenkassen unterstützen diesen Markt aus Gründen der Mitgliederwerbestrategien massiv bei Einsatz der Beiträge ihrer Mitglieder. Aus Gründen dieser nicht mehr

2

hinnehmbaren Entwicklung ist die Politik gefordert, eine dauerhafte Finanzierung für den Zugang zur chancengleichen und qualitativ hoch stehenden Patientenversorgung (Wegfall der Zwei-Klassen-Medizin) mit sozial verträglichen Beiträgen für alle sicherzustellen.

Das Vertrauen der Bürger in das derzeitige Gesundheitssystem ist jedenfalls auf dem Tiefpunkt angelangt.

Was aber wird uns von der Politik voraussichtlich im Hinblick des Wahljahres 2009 an Lösungen versprochen?

SPD, Bündnis 90 "Die Grünen" und die Linken favorisieren eine Bürgerversicherung. Diese beinhaltet für alle Bürger einkommensabhängige Beiträge bei Einbeziehung der Kapitaleinkünfte aller Art, Beibehalt der Parität beim Arbeitgeberbeitrag und Anhebung der Beitragsbemessungsgrenze auf 5100 Euro monatlich.

Dieses Ansinnen ist im Klartext die Ausweitung der Beitragsaufkommen, also ein sozialistisches Mittel, Bürger vordergründig zu befrieden.

Bürgerversicherung in diesem Sinne heißt dann auch: Ausweitung der Bürokratie bei den Krankenkassen bei gleichzeitiger Ausweitung der Marketingaktivitäten sowie das Drehen an der Prozentschraube für jährliche Beitragserhöhungen. Es würde weiter auf Rekordniveau geröntgt, gespritzt und operiert, vergleicht man einmal die Leistungen mit den westeuropäischen Nachbarn. Gesünder sind die Deutschen nicht und werden es so nicht. Der Mittelstand würde durch die Einführung der Bürgerversicherung weiter zum Nachteil der Arbeitsplätze und der Preisentwicklungen im europäischen Wettbewerb (Förderung der Schattenwirtschaft) belastet.

Die Pharmaindustrie wird die erhöhten Einnahmen der Krankenkassen zu einem großen Teil mit ihren geschickten Vertriebsstrategien abschöpfen, so dass für den Normalpatienten sehr schnell wieder die "Zwei-Klassen-

Medizin" eintritt. Die Parteien, die eine Bürgerversicherung einführen wollen, verfolgen natürlich auch das Ziel, sich über eine Ausweitung der Versicherungspflicht (Beamte und Selbständige) des Reformdruckes zu entledigen.

Dringende Strukturreformen werden dadurch auf die lange Bank geschoben. Der so dringende Wettbewerb wird verhindert und die Lohnzusatzkosten werden wirklich nicht gesenkt. Aber auch die versicherungsfremden Leistungen (z.B. aus den Hartz-Gesetzen) sollen dann weiterhin vom Beitragszahler der Krankenversicherung finanziert werden.

Die Unionsparteien wollen die einheitliche Kopfprämie und damit die Loslösung von einnahmeabhängigen Beiträgen einführen.

Der Begriff der Kopfprämie bedeutet, dass jeder Erwachsene einen eigenen gleich großen Beitrag bei steuerlicher Abfederung (was für eine zusätzliche Bürokratie!) leistet. Auch dieser Ansatz kann nicht richtig sein. Ein Lagerarbeiter und der dort verantwortliche Geschäftsführer bei einem monatlichen unterschiedlichen Einkommen von 6 bis 8000 Euro sollen gleiche Prämien zwischen 180 und 200 Euro bezahlen? Wenn die Ehefrau des Lagerarbeiters Kinder im Haushalt betreut und nicht arbeitet, soll der Genannte vom Gehalt 360 bis 400 Euro für sich und seine Ehefrau für die Absicherung der Krankenversicherung aufbringen? Das kann nicht der Weg einer gerechten bzw. solidarischen Krankenversicherung sein.

Vorschlag einer Prämieneinführung auf der Grundlage der Einkommensstufen für eine (Pflicht)- Grundsicherung im Krankheits- und Pflegefall für alle erwachsenen Bürger

Der Verfasser schlägt für alle Erwachsenen eine Pflicht-Grundsicherung für den Krankheitsfall, aber auch ein neues Finanzierungsmodell für die Pflege vor. Es wird nicht mehr unterschieden zwischen gesetzlicher und privater Krankenversicherung. Es sollte vielmehr eine Verpflichtung aller Bürger zur Absicherung im Krankheitsfall(Pflege) "Krankenkassen im Wettbewerb" geben. Falls grundgesetzliche Bedenken bestehen, könnten

die so genannten Privatversicherungsunternehmen jedenfalls in den Wettbewerb für Wahlleistungen (Zusatzkauf von Leistungen) einbezogen werden. Kinder bis zum 18. Lebensjahr werden über die Steuereinnahmen des Staates familienpolitisch im Krankheitsfall versichert. Eine gute Gesundheitspolitik kann nicht ohne Einbeziehung von Steuerpolitik funktionieren. Insbesondere gesundheitliche Aufklärungen und Teile notwendiger Präventionen sind von gesellschaftlichem Interesse.

Vorschlag eines Prämienkataloges aufgrund von Einkommen*(ohne Einbeziehung familienpolitischer Geldleistungen):Anmerkung*: Mieteinkünfte, Zinserträge u. sonstige Kapitaleinnahmen.

Einkommen (Zuschuss) Bis/ Ab/	Mtl Brutto 1200 Euro	Mtl. Höchstbeitrag 60 Euro	plus	plus AG/RV 60 Euro
1201 Euro -		65 Euro	plus	60 Euro
1301 Euro -		70 Euro	plus	65 Euro
1401 Euro -		75 Euro	plus	70 Euro
1501 Euro -		80 Euro	plus	75 Euro
1601 Euro -		85 Euro	plus	80 Euro
1701 Euro -		90 Euro	plus	85 Euro
1901 Euro -	2100 Euro	100 Euro	plus	100 Euro
2101 Euro -	2300 Euro	110 Euro	plus	110 Euro
2301 Euro -	2500 Euro	120 Euro	plus	120 Euro
2501 Euro -	2700 Euro	130 Euro	plus	130 Euro
2701 Euro -	2900 Euro	140 Euro	plus	140 Euro
2901 Euro -	3100 Euro	150 Euro	plus	150 Euro
3101 Euro -	3500 Euro	165 Euro	plus	165 Euro
3501 Euro -	3700 Euro	180 Euro	plus	180 Euro
4001 Euro -	4500 Euro	215 Euro	plus	210 Euro
4501 Euro -	5000 Euro	240 Euro	plus	235 Euro
5001 Euro -	10000Euro	475 Euro		ohne
Ab	10001 Euro	500 Euro		ohne

Der höchste durchschnittliche Beitragssatz beträgt für Arbeitnehmer/Rentner/Pensionäre, ALV I u. Selbständige 5% der persönlichen Einnahmen. Für Arbeitgeber und RV-Träger beträgt der Beitragssatz-Zuschuss in den Gehältern/Renten/Pensionen verbindlich 5%, ab AG-Beitragsbemessungsgrenze 5001 Euro wird kein Zuschuss vom Arbeitgeber gewährt. Wie aus der Tabelle meines Vorschlags zu entnehmen ist, erhält der durchschnittliche Einkommensbürger jährlich zwischen mindestens 700 und über 1000 Euro Netto mehr. Die Einsparungen der

Lohnzusatzkosten für Arbeitgeber belaufen sich auch in dieser Größenordnung.

Nicht berufstätige Mütter und Väter sind familienversichert über den Partner. Nicht berufstätige Partner, die mindestens zwei Kinder in der Vergangenheit aufgezogen haben, sind ebenfalls familienversichert über den beitragspflichtigen Partner. Ansonsten zahlt der nicht Berufstätige pauschal 100 Euro monatlich. Studenten und Schüler, die mindestens 18 Jahre alt sind, zahlen monatlich 50 Euro.

Wettbewerbsklausel: Alle Krankenkassen stehen im Wettbewerb, niedrigere Pauschalbeiträge und preisgünstige Wahlleistungen anzubieten.

Vorschlag der Beiträge für die Pflegeversicherung

(Leistungskatalog wie von der Großen Koalition bereits beschlossen):

Beruftätige bis zum 30. Lebensjahr zahlen monatlich vom Bruttogehalt 1,5% bis zur Beitragsbemessungsgrenze von 10000 Euro. Zusätzlich finanziert der Arbeitgeber 0,75% bis zur Bemessungsgrenze von 5000 Euro.

Berufstätige ab dem 31. Lebensjahr bis zum 50. Lebensjahr zahlen monatlich 2%. Weitere 0,75 % zahlt der Arbeitgeber. Die Bemessungsgrenzen lauten wie für Berufstätige bis 30 J.

Berufstätige ab dem 51. Lebensjahr bis zum 66. Lebensjahr zahlen monatlich vom Bruttogehalt 2,5% (Bemessungsgrenze 10000 Euro). Weitere 0,75% zahlt der Arbeitgeber (Bemessungsgrenze 5000 Euro).

Rentner und Pensionäre zahlen 3% ihrer Gesamtversorgungsbezüge.

Grundleistungen in der Krankenversicherung für alle Arbeitnehmer, Selbständige, Arbeitslose, Sozialhilfeempfänger, Rentner, Pensionäre, Schüler, Ehegatten ohne Einkommen, Kinder und familienversicherte Ehegatten

Ambulante diagnostische und therapeutische ärztliche/medizinische Leistungen, ärztliche Psychotherapie einschließlich einer optimalen Palliativversorgung,

Ambulante ärztliche Pflicht- Vorsorgeuntersuchungen für Kinder, für Frauen ab 20 J. (Frauenarzt/Inneres) und Männer (Urologie/Inneres) ab dem 45. Lebensjahr,

Ambulant ärztlich geleitete Dialysebehandlungen,

Entbindungen durch freiberufliche Hebammen und im Krankenhaus,

Krankengymnastik in freiberuflichen Praxen und bei niedergelassenen Ärzten,

Häusliche Krankenpflege nach Aufenthalt einer stationären Behandlung,

Arzneien entsprechend einer Positivliste, die von den Fachgremien erarbeitet und vom Gesetzgeber beschlossen wurde (Keine Zuzahlungen vom Versicherten),

Stationäre ärztlich-medizinische/pflegerische

Behandlungen/Versorgungen (Krankenhaus) sowie

Stationäre Hospize

(Einweisungen, abgesehen von Notfällen, dürfen nur

  von niedergelassenen Fachärzten angeordnet werden),

Künstliche Befruchtung auf ärztliche Empfehlung für längstens drei

Maßnahmen(Versuche) ,

Rehabilitationsmaßnahmen nach Infarkten, Schlaganfällen sowie

nach onkologischer Behandlung, (Einweisungen dürfen nur vom

verantwortlichen Ltd. Krankenhausarzt angeordnet werden),

Heil- und Hilfsmittel für chronisch Kranke u. nach onkologischen

Behandlungen,

 Zahnärztliche Behandlungen und Zahnersatz* (Festbeträge)

Anmerkungen* für Versicherte, die ab Einführung dieser Reform

Mindestens 60 Jahre sind

Kieferorthopädische Behandlungen für Kinder bis zum 14.Lj

(spätester Beginn der Behandlung) sowie Leistungen für

Erwachsene wegen medizinischer Notwendigkeit,

Krankengeld bis zum Ablauf der 16. Woche in der

Arbeitsunfähigkeit,

Fahrkosten aufgrund der Veranlassung von der Notarztrufzentrale, bei

nicht abgeschlossener onkologischer Behandlung u. bei

Dialysebehandlungen,

Die Eigenbeteiligungen der Versicherten von 10 Euro pro Vierteljahr beziehen sich weiterhin auf den Besuch beim niedergelassenen Arzt und beim Zahnarzt. Sofern Pflicht-Vorsorgeuntersuchungen nicht wahrgenommen wurden (näheres regelt eine Verordnung), zahlen die Versicherten für jede Arzneiverordnung 5 Euro pro Ausstellung, längstens 6 Monate.

Es verbleibt bei einem Risikostrukturausgleich für schwerstkranke und chronisch kranke Menschen zwischen den einzelnen Krankenkassen

Nicht versicherte Grundleistungen, die durch

Zuzahlungen (Wahlleistungen) abgesichert werden können:

Ärztliche Therapieleistungen, die wissenschaftlich in der Wirkungsweise
bisher nicht nachgewiesen sind, Psychotherapie von Psychologen,

Geldleistungen für Haushaltshilfen,

Geldleistungen anlässlich der Freistellung von der Arbeit wegen
Krankheit der Kinder,

Schwangerschaftsabbrüche wegen fehlender medizinischer Indikation,

Massagen, Physikalische Therapieleistungen, die nicht in einer ambulanten
Einrichtung eines niedergelassenen Arztes stattfinden,

Sonstige Heil- und Hilfsmittel,

Kieferorthopädische Behandlungen, die nicht unter Grundleistungen zu
verstehen sind,

Mutter/Kind-Vorsorgekuren, die nicht über Steuern familienpolitisch
finanziert werden,

Fahrkosten, die nicht über die Notfallzentrale abgesichert sind und nicht
in Zusammenhang einer Onkologischen- oder Dialysebehandlung stehen,

Vorsorge-Kuren bei den kasseneigenen Kureinrichtungen (Stichwort: Tango/Fango bzw. die in Mitgliederwerbeaktionen der Krankenkassen ihren Ursprung haben),

Krankengeld ab 17. Woche,

Präventionen und auch sportliche Aktivitäten, sofern die Finanzierung zukünftig nicht über Steuern für gesamtgesellschaftliche Maßnahmen (Gesundheitserziehung und Ernährungskunde) stattfindet,

Zahnersatz bis zum 59. Lebensjahr

Leistungen, die über Steuermittel des Staates finanziert werden, wobei diese von der jeweiligen Krankenkasse (freie Wahl) bewilligt werden:

Alle Kinder, bis zur Vollendung des 18. Lebensjahres u. Hartz IV-Empfänger, Gesundheitserziehung und Ernährungskunde (Kindergarten, Schulen),

Mutterschutzgeld im Rahmen der heutigen Bestimmungen

Individualprophylaxe für Kinder (Verhütung von Zahnerkrankungen).

Strukturänderungen

Der Verwaltungsrat einer Krankenkasse umfasst höchstens 15 Mitglieder, davon mindestens 5 Firmeninhaber oder Vorstandssprecher großer Unternehmen. Die Versicherten dieser Krankenkasse wählen ihre Vertreter unmittelbar. Vorschläge aus Arbeitnehmervertretungen sind erlaubt. Die Bewerbungen zur Aufstellung zur Wahl für diese unentgeltlichen Aufgaben sind beim Vorstand einzureichen und 6 Wochen vor der Wahl schriftlich vorzustellen. Ehemalige Mitarbeiter ab Abteilungsleiter-Position und aktive Mitarbeiter der Krankenkasse sind nicht wählbar. Ebenfalls nicht wählbar sind Gewerkschaftsfunktionäre. Von den Krankenkassen gebildete Interessengruppen sind ebenfalls nicht wählbar.

Die Bundesaufsicht - die dem Bundesminister für Gesundheit unterstellt ist - wird Entscheidungen der Krankenkasse dann widerrufen können, wenn nicht mindestens 3/4 der Verwaltungsräte diese amtliche Weisung zurückweisen.

Die Kassenärztlichen u. Zahnärztlichen Vereinigungen sind verpflichtet, für eine wohnortnahe ambulante Versorgung der Bevölkerung zu sorgen. Es sollen möglichst Gemeinschaftspraxen und Gesundheits-zentren gefördert werden. Fachärzte des Krankenhauses sollen auf Wunsch eine Zulassung für eine ambulante kassenärztliche Versorgung erhalten, dabei die medizinische Technik des Krankenhauses gegen Entgeltabgabe mit benutzen dürfen.

Die Vergütungen für die Arzthonorare und medizinisch-technischen Leistungen haben sich an Gebührenordnungen im Durchschnitt der EU-Länder England, Frankreich, Holland, Belgien und Dänemark zu orientieren.

Rechnungslegung des Arztes

Die Rechnungslegung hat je Patient pro Quartal zu erfolgen. Das Original hat durch Zusammenfassung von der Kassenärztlichen Vereinigung an die jeweilige Krankenkasse zu erfolgen, eine Durchschrift der Einzelrechnung erhält der Patient(nachrichtlich) vom behandelnden Arzt direkt.

Verbände der Krankenkassen u. Leistungserbringer

Für die Bildung derartiger Verbände auf kommunaler und Bundesebene werden keine Beitragseinnahmen zur Verfügung gestellt.

Keine Sondervergütungen und sonstigen Vergütungen für Krankenkassen-Mitarbeiter (z.B. Keine Reisekosten 1.Klasse, keine Beihilfen für Chefarztbehandlungen usw., Verwaltungsratsitzungen haben immer am Ort des Hauptsitzes der Krankenkasse stattzufinden),

Krankenhausversorgung

Die Länder sind weiterhin verpflichtet eine Bedarfsplanung notwendiger Zulassungen vorzunehmen. Die Fallzahlen aus dem Jahr 2007 sind Grundlage notwendiger fachbezogener Krankenhausbetten. Ab 2013 sind die fortgeschriebenen Fallzahlen aus 2009 zu verwenden. Krankenhausverweildauern von unter 7 Tagen für stationär operierte Patienten sind nicht erlaubt,

Investitionskosten für Krankenhäuser

Die Länder sind weiterhin verpflichtet, im Rahmen der dualen Finanzierung alle Neubau- u. Sanierungsmaßnahmen sowie jährliche Pauschalmittel für Einrichtungsinvestitionen pro Bett zu übernehmen. Die Länder sind berechtigt, Sanierungs- und Umbaunotwendigkeiten anzuordnen, solange die Finanzierungen zu 100% übernommen werden.

Rehabilitationseinrichtungen

Derartige Einrichtungen sind von einer der Bund/Länderkommission bundesweit zuzulassen. Die Krankenkassen haben ein Vorschlags -und Anhörungsrecht, ebenso die Kassenärztliche Bundesvereinigung und die Deutsche Krankenhausgesellschaft.

Krankenhausvergütungen

Die medizinisch/pflegerischen Kosten sind nach Krankheits- und Behandlungsart als einheitliche Fallpauschale festzulegen. Für Unterkunft, Verpflegung, wirtschaftliche Versorgung, Instandhaltung und Verwaltung ist daneben eine Versorgungspauschale je nach Größenordnung/ Klassifizierung des Krankenhauses (Grundversorgung, Regelversorgung u. Schwerpunktversorgung) von den Krankenkassen zu zahlen.

Nach diesem Prinzip findet auch die Rehabilitations-Vergütung für die zugelassenen Einrichtungen statt. Wobei die Versorgungspauschale einen Zuschlag für notwendige Investitionen zusätzlich enthält.

Hinweis: Derartige Strukturänderungen beinhalten selbstverständlich zeitlich längere Vorbereitungsphasen und Übergangsfristen bis zum Jahr 2015.

Verhandlungs- und Gesprächspartner auf Landesebene für alle Leistungserbringer ist der Landesverband aller Krankenkassen, der mit kompetenten Mitarbeitern der vier größten Krankenkassen im jeweiligen Bundesland besetzt wird. Kosten dürfen nur für höchstens 20 Mitarbeiter von den Beitragseinnahmen aller Krankenkassen zur Verfügung gestellt werden.

Mitgliederwechsel bei den Krankenkassen
Die Kassenmitglieder haben nach mindestens 1-jähriger Mitgliedschaft zum Ende des Jahres das Recht, die Kasse zu wechseln. Alle Krankenkassen sind verpflichtet, den Wechsel zu vollziehen.

Qualitätsprüfungen für Leistungen aufgrund der Rechtsansprüche
Der Bundesausschuss, unterstellt beim Gesundheitsministerium Berlin/Bonn, wird für zeitnahe Qualitätsprüfungen zuständig sein. Dafür werden Fachgutachter für mindestens 5 Jahre hauptamtlich berufen. Alle Krankenkassen und Leistungserbringer einschl. der Kassenärztlichen/-zahnärztlichen Vereinigungen müssen auf Anordnung der Fachgutachter alle abgeforderten Unterlagen lückenlos zur Verfügung stellen.

Einnahmen und Ausgaben zur" Pflicht der Mitgliedschaft in einer Krankenkasse"
Da in meinem Konzept alle volljährigen MitbürgerInnen für eine Grundabsicherung Mitglied in einer Krankenkasse sein sollten, ergeben Sich zwischen 150 Milliarden Euro und 155 Milliarden Euro Ausgaben(Preisstand 2007) und zwischen 160 Milliarden und 170 Milliarden Euro Einnahmen.

Die Pflegeversicherung ist hier nicht mit einbezogen. Der sich ergebene Überschuss könnte jährlich für den medizinischen Fortschritt, für erhöhte Ausgaben durch die verändernde Altersstruktur, durch verbesserte Vergütungsstrukturen, aber auch durch weitere Absenkungen der Beiträge genutzt werden.

Schlussbemerkungen

Natürlich maße ich mir nicht an, alle notwendigen Fakten einer neuen Gesundheitsreform bis zum letzten Punkt hier benannt zu haben.

Die wichtigsten Themenfelder sind aber aufgeführt worden. Mir geht es in meinen Vorschlägen nur darum, klarzustellen, dass eine „Pflicht zur Mitgliedschaft einer Krankenkasse" auf hohem Niveau durchaus regelbar ist.

Sobald allerdings die Lobbyisten (Krankenkassen, Versicherungsunternehmen und Leistungserbringer und deren Verbände sowie die Pharmaindustrie) bei der Diskussion Gehör finden, sind derartige Überlegungen von vornherein zum Scheitern verurteilt.

Günter Steffen
Lemwerder, im März 2008
www.guenter-steffen.de

Ende